Dieta Antiinflamatoria

Guía definitiva para combatir la inflamación y estimular su sistema inmunológico

(Dieta saludable y recetas para prevenir y reducir la inflamación)

Mark-Carvajal Brito

TABLA DE CONTENIDOS

Capítulo 1: ¿Las Mujeres Pueden Hacerlo O No?

Algo que seguramente te habrás preguntando en algún momento es si vos siendo hombre o sobre todo mujer podes y estás apta para seguir este método de alimentación. A continuación simplemente hablaremos de las características de cada género y qué consecuencias básicamente tendrá en cada caso particular.Desde un primer momento debemos tener en cuenta que el sistema reproductivo de la mujer es mucho más complejo que el del hombre por el solo hecho de poder producir vida y además cuenta con 8 hormonas que posee en mayor proporción que los hombres y que son esenciales para mantener estable su comportamiento. Estas hormonas son solo progesterona y estrógeno.

Tanto una como otra disminuyen luego de la menopausia y es importante que suceda para transitar la menopausia con la menor cantidad de síntomas negativos posibles.

Por otro lado si estos valores disminuyen gradualmente luego de la menopausia evitamos el envejecimiento acelerado de varios tejidos como el tejido oseo.

Resulta clave para el cuerpo de la mujer y su correcto funcionamiento no alterar los picos hormonales y por eso deben ser muy cuidadosas a la hora de elegir el ayuno intermitente como método alimenticio. No quiere decir que simplemente no se pueda hacer, sino que deben mantener un estricto control de lo que comen y de sus respectivos horarios.

Los picos de estrógeno suelen aparecer entre los días 2 2 8 20 y 210 , antes de la ovulación y para producirlos es necesario que existan valores que no sean bajos de insulina por cuestiones de supervivencia.

Como mencionábamos, se puede ayunar pero en el caso de la mujer se debe aumentar el consumo de hidratos de carbono durante los días 20 y 210 , 2 2 8 para mantener estables estos niveles de insulina que normalmente intentaríamos bajar.

Un consejo que tengamos en cuenta es que no debemos combinar el ayuno intermitente con la dieta cetogenea en una sola comida para no reducir la producción de estrógenos con la salvedad de que se tenga mucho estrógeno y necesitemos reducirlos.

Paralelamente la progesterona en la mujer llega a su pico en el día 2 6 0 del ciclo menstrual y sucede lo mismo que con la hormona del estrógeno. Es decir que podemos ayunar pero tenemos que aumentar el consumo de hidratos de carbono para que esté más alto de lo normal. Básicamente, consumir alimentos con un índice glucémico (IG) bajo o medio es ideal para mantener estos niveles justos que mencionamos, como las batatas.

Capítulo 2: Cómo Hacer Ayuno

Intermitente: Consejos Para Empezar

El ayuno intermitente es un enfoque dietético que se centra en una alimentación restringida en el tiempo, que fluctúa entre períodos específicos de ayuno y el tiempo de "comer permitido". El ayuno alienta a nuestro cuerpo a confiar más en quemar grasa fácilmente como combustible, simplemente liberando cuerpos cetónicos en nuestro torrente sanguíneo.A primera vista, el ayuno puede parecer un poco extraño, pero en realidad, el ayuno existe desde hace mucho tiempo.

Cuando lo piensas, a menudo ayunamos antes de los tiempos de refrigeración y comida preparada. Solo en los últimos 10 10 0-2 00 años se ha vuelto más común comer continuamente durante el día, lo que no siempre es bueno. Básicamente, las dietas excesivas y desequilibradas juegan un papel muy importante en el desarrollo real de enfermedades crónicas como la diabetes y las enfermedades del corazón.

El ayuno intermitente se centra principalmente en cuándo come, pero lo que come durante el período sin ayuno es igualmente importante.

¿Existen beneficios para la salud del ayuno intermitente?

El ayuno intermitente puede enseñarnos algunas lecciones importantes cuando se trata de crear patrones de alimentación intencionales y desarrollar hábitos alimenticios saludables como:
Reducir su consumo de azúcares y cereales refinados

Eliminar los bocadillos sin sentido durante el día y antes de acostarse
Evitar hacer elecciones de alimentos no deseados y planificar una dieta saludable.

2

Es posible que el ayuno no sea apropiado para las personas con diabetes tipo 2 2, las mujeres embarazadas y en período de lactancia, las personas mayores con trastornos alimentarios y las personas que necesitan una ingesta regular de alimentos para tomar medicamentos 6 .

Si tiene una afección médica, simplemente hable con su médico para asegurarse de que sea seguro probar fácilmente el ayuno intermitente. ya que períodos prolongados de ayuno pueden reducir sus niveles de azúcar en la sangre y hacer que se sienta aturdido, mareado, con dolores de cabeza y / o náuseas.

Capítulo 3: ¿Quién Debe Seguir Una Dieta Antiinflamatoria?

Esta es una pregunta que respondo con frecuencia en los lugares o simplemente en las plataformas donde simplemente hablo de ello.La verdad es que la dieta antiinflamatoria puede ser utilizada o implementada por cualquier persona, con independencia de sus circunstancias clínicas.

Solo se debe tener en cuenta lo siguiente: todos los alimentos recomendados básicamente en el marco de esta dieta son a menudopresentes en nuestros planes alimenticios habituales. Incluso si eres alguien que durante muchos años se ha dedicado a alimentarse con comida chatarra, en algún punto de tu vida has consumido pescado, frutos secos, verduras o cualquier otro producto rico en vitamina C.

La misma diferencia entre esta dieta y los planes simples ordinarios de comer fácilmente está en la distribución de los alimentos.La sociedad nos empuja a consumir alimentos ultraprocesados, frituras, carnes grasas o comida chatarra. Es lo más sencillo, es lo más rápido y, ¿Por qué negarlo? Saben muy bien.

El conflicto justo viene después del hecho.Resulta imposible definir con exactitud todo el daño que este tipo de alimentos producen en tu organismo, fundamentalmente porque todos los cuerpos son distintos. Pero, en respuesta a esta interrogante, no existen contraindicaciones o recomendaciones específicas. Se trata de una dieta que pueden implementar personas en su mejor momento de salud o quienes ya han sido diagnosticados con enfermedades crónicas como las mencionadas en la sección beneficios.

Los ajustes que tú como interesado implementarás se centran en la eliminación de productos ultraprocesados, sustituyéndolos por aceites esenciales, frutos secos, verduras y cualquier sustituto proteico que te garantice un estado de salud equilibrado y bien compensado. Sobre este punto tengo la responsabilidad de hacerte una última sugerencia: antes de tomar cualquier decisión que involucre la salud de tu cuerpo, visita a un médico especialista. Este realizará todas las pruebas pertinentes para tener una idea mucho más clara de tus valores simples y, a partir de ahora, avalar la dieta.

Capítulo 4: Calidad De Los Alimentos Cárnicos

La nutrición alimentaria es básicamente esencial, y los animales realmente no pueden vivir mucho tiempo sin esta dosis diaria de nutrición.Es esencial para mantener la vida, ya que los alimentos obtenidos ayudan a nuestras células a realizar sus funciones rutinarias. Los distintos materiales tienen diversas cantidades nutricionales. Los nutrientes se clasifican en las siguientes seis clases:
2 2
Son los que dan fuerza al cuerpo, y se encuentran en el pan, el arroz y otros productos de grano.

Simplemente consiste en un grupo de compuestos insolubles en agua.Se encuentran en productos como el ghee, la mantequilla, el aceite de pescado, la manteca de cerdo, etc. Las grasas se retienen en el cuerpo para su posterior uso energético.

6 Son necesarios para el correcto funcionamiento del organismo, como el transporte de oxígeno por todo el cuerpo, la normalización del sistema nervioso, la estimulación del crecimiento, etc. Muchos productos alimenticios, incluidos los que se elaboran fácilmente con trigo, como el pan, el pescado, la leche y la leche en polvo, pueden contener minerales.8

Son componentes importantes de los músculos, la piel y el cabello. Las proteínas pueden ayudar a producir diversas enzimas en el cuerpo que controlan varias funciones importantes. La leche, la carne, el pescado, los huevos y las verduras son las principales fuentes de proteínas.
10

Un nutriente esencial para la buena salud. Es un compuesto orgánico esencial como nutriente. Las frutas, las verduras, los cereales, la leche y los huevos son buenas fuentes de vitaminas.

Se conoce popularmente como el "elixir de la vida". El cuerpo humano contiene entre un 10 10 y un 78% de agua. Es necesaria para el funcionamiento esencial de las diferentes partes importantes del cuerpo humano.

Esto solo refleja la importancia de los alimentos y los nutrientes en nuestra dieta.Mientras una persona vive, necesita la cantidad necesaria de agua y alimentos. Unos hábitos alimentarios poco saludables conducen a un cuerpo poco sano y enfermo. Los alimentos que ingerimos contienen nutrientes esenciales que favorecen el metabolismo de nuestro cuerpo.
Una dieta equilibrada y nutritiva ayuda a mantener un buen índice de masa corporal y garantiza una buena

alimentación. Las deficiencias nutricionales pueden contribuir a la acumulación de toxinas en nuestro organismo. Esto puede conducir a enfermedades crónicas a largo plazo.

Aumenta el riesgo de otras enfermedades como la diabetes, la osteoporosis, los trastornos cardiovasculares, el cáncer y los accidentes cerebrovasculares. Es realmente importante establecer buenos hábitos de alimentación fácil, y es increíblemente importante comer fácilmente los alimentos correctos.Comer el tipo de alimentos equivocado, como los fritos, los grises y los procesados, también puede disminuir tu recuento nutricional. Una dieta nutritiva es, por tanto, muy importante para evitar o curar diversos problemas de salud y enfermedades.

Capitulo 5: Dieta Antiinflamatoria:

Una Salida

Es muy importante que sepamos muy bien este hecho de que ser demasiado rápido para tragar pastillas es un gran enemigo de nuestro sistema de salud.Prácticamente no hay medicamento sin su propio efecto secundario.

Hace muchos años, me encontré fácilmente con una mujer que sufría de una enfermedad en particular.Fue a hacerse un chequeo en el hospital y le dijeron que sufría de una infección en el pecho. El médico le dio algunos medicamentos fuertes que, por supuesto, eran adecuados para el tratamiento de la infección diagnosticada.

Después de varias semanas, la mujer notó que la condición que estaba tratando realmente estaba empeorando y, al mismo tiempo, notó una condición adicional que no era preexistente antes de ir a ver al médico. Regresó fácilmente para un chequeo y simplemente se descubrió que fue mal diagnosticada. Las drogas ya estaban dañando sus órganos internos. Más tarde, alguien de su entorno le presentó un tratamiento sin medicamentos llamado Suplemento dietético. Ella está absolutamente bien hoy, vive con buena salud y sin medicamentos.

Entonces, ¿cómo evitar los medicamentos por completo, minimizando así su riesgo para la salud? La respuesta es el Sistema de Dieta.

Granola Matutina Sin Trigo

6 2 10 10 10
Ingredientes:

6 cucharadas. miel
6 cdas. aceite de coco
2 cdta. vainilla
1/2 cdta. canela
1/2 cdta. jengibre
2 taza de granos de trigo sarraceno
2 taza de quinua cocida
1 taza de avena
1 taza de arándanos sin azúcar

Instrucciones:

1. Comienza por precalentar el horno a 350 grados Fahrenheit.
2. Prepare su bandeja para hornear con grasa ligera.

3. Luego, mezcle la miel, el aceite de coco, la vainilla, la canela y el jengibre.

4. Dejar de lado. En un tazón más grande, mezcle los granos de trigo sarraceno, la quinoa y la avena.

5. Luego, agregue su tazón pequeño a su tazón grande y revuelva.

6. Extienda la mezcla en una capa sólida sobre la bandeja para hornear. Hornea la mezcla durante 80 to 90 minutos.

7. Tus granos deberían comenzar a dorarse.

8. Luego, agregue los arándanos. Deje que la granola se enfríe antes de guardarla. ¡

9. Asegúrese de servir con leche de almendras o leche de arroz!

Huevos Revueltos Con Carne

Ingredientes

- Sal y pimienta para probar
- 4 rebanadas de pan integral
- 4 cucharadas de aceitunas
- 1 cucharadita. aceite de oliva virgen extra
- 1 taza de carne molida
- 1 cucharadita. polvo de ajo
- 8 huevos

Direcciones

1. Ponga una sartén mediana a fuego medio.
2. Agregue aceite de oliva virgen extra y caliente hasta que esté caliente.
3. Agregue la carne molida y cocine durante unos 15 to 20 minutos o hasta que esté casi lista.
4. Agregue el ajo y saltee durante unos 1-5 minutos.

5. En un tazón grande, bata los huevos hasta que estén casi espumosos; Condimentar con sal y pimienta.
6. Agregue la mezcla de huevo a la sartén con la carne cocida y revuelva hasta que esté listo.
7. Agrega las aceitunas
8. Sirva con pan tostado.

Batido De Té Verde

- 2 taza de espinacas congeladas
- 2 cucharada de semillas de chía
- 6 cubitos de hielo
- 2 taza de agua hirviendo
- 2 bolsa de té verde
- 1 plátano, cortado y congelado
- 1/2 taza de arándanos congelados

1. En un recipiente grande, vierta el agua hirviendo sobre la bolsa de té verde.
2. Dejar reposar al gusto.
3. Mientras se prepara el té, pon el plátano congelado, los arándanos, las espinacas y las semillas de chía en una batidora.
4. Deja caer los cubitos de hielo en el té para enfriarlo parcialmente.
5. Vierta el té aún caliente sobre los ingredientes del batido y mézclelo hasta que esté suave, aproximadamente 1-5 minuto.

Crock Pot Couve-Flor Frango Chili

Ingredientes

4 colheres de sopa de pimenta em pó

1/2 - 1 colher de chá de flocos de pimenta chipotle

2 colher de chá de sal marinho

1 colher de chá de pimenta moída na hora

12 coxas de frango desossadas e sem pele, cortadas em pedaços grandes

1 cabeça de couve-flor cortada em cubos

2 cebola, em cubos

2 pimentão vermelho, em cubos

2 pimenta poblano, em cubos

2 dentes de alho, picados

2 lata de 28 onças de purê de tomate orgânico

1 xícara de caldo de galinha

Instruções:

1. Adicione todos os ingredientes do pimentão em uma panela de barro e mexa para combinar.
2. Cozinhe em fogo baixo por 8-8 ½ horas. Prove e ajuste os temperos.
3. Corte o abacate em cubos, corte o limão em fatias e pique o coentro fresco.
4. Sirva chili coberto com abacate, um pouco de suco de limão e coentro a gosto

Crepes De Trigo Sarraceno Con Bayas

Ingredientes

240 g de harina de trigo sarraceno
2 cucharada de aceite de coco
2 huevo
900 g de bayas frescas, partidas
1 cucharadita de sal
500 ml de leche de almendras o agua
1 cucharadita de extracto de vainilla
6 cucharadas de mermelada de chía

Direcciones:

1. Bata la sal, el huevo, la harina de trigo sarraceno y media cucharada de aceite de coco derretido, la leche de almendras y la vainilla en un tazón pequeño hasta que esté suave.
2. Derretir la media cucharada restante de aceite de coco en una sartén antiadherente de 60 cm de ancho a fuego medio-alto. Incline la sartén para cubrir adecuadamente el aceite derretido.
3. Con un cucharón en la sartén, vierta media taza de masa. Incline la sartén para que la masa se unte correctamente.
4. Cocinar durante 1-5 minutos más hasta que los bordes empiecen a curvarse.
5. Dar la vuelta a la crepe con una espátula y cocinarla durante 2 minuto por el otro lado.
6. Colocar la crepe en un plato y reservar.

7. Para el resto de la masa, seguir haciendo la crepe.
8. En un plato, coloque una crêpe, algunas bayas y una cucharada de mermelada de chía.
9. Dobla la crepe sobre el relleno y sella los bordes.

Salmón Al Horno Con Verduras

Ingredientes:

6 tazas de hojas de rúcula tierna
2 1 cucharada de aceite de oliva
1 cucharada de jugo de limón fresco
filetes de salmón cortados al centro 2
cucharada de vinagre de vino tinto
2 cucharada de aceite de oliva virgen
extra
 Pimienta y sal al gusto
1/2 taza de cebolla roja, en rodajas finas
1/2 taza de tomates cherry, cortados a
la mitad

 Direcciones:

1. En un recipiente poco profundo,
   mezcle la pimienta, la sal, 2 1
   cucharadas de aceite de oliva y el jugo
   de limón.
2. Mezcle los filetes de salmón y frote
   con la marinada. Deje marinar
   durante al menos 45 to 50 minutos.

3. Engrase una bandeja para hornear y precaliente el horno a 450oF.

4. Hornee el filete de salmón marinado durante 20 to 25 minutos o hasta que esté escamoso con el lado de la piel tocando la bandeja para hornear.

5. Mientras tanto, en una ensaladera mezcle la cebolla, los tomates y la rúcula.

6. Sazone con pimienta y sal. Rocíe con vinagre y aceite.

7. Mezcle para combinar y sirva de inmediato con salmón al horno a un lado.

Frittata De Espinacas Y Queso Cheddar

Ingredientes:

2 taza de queso cheddar 12 huevos
Una pizca de pimienta negray sal
1/2 taza de leche de coco

2 cebolla amarilla picada
8 onzas de champiñones blancos
4 cucharadas de aceite de oliva
4 tazas de espinacas picadas

Preparación:

1. En una sartén; calienta el aceite a fuego medio en la estufa.
2. Agrega las cebollas, revuelve la mezcla y cocina mientras mueves durante aproximadamente 5-10 minutos hasta que se ablanden.
3. Agrega los champiñones, sal y pimienta, revuelve y cocina durante 1-5 minutos más.
4. En un tazón mezcla los huevos, el queso, la pimienta y la sal.
5. Agrega la mezcla sobre los champiñones.
6. Añade las espinacas, remueve la mezcla.
7. Precalienta el horno a 350°F.
8. Coloca la sartén en el horno.
9. Hornea durante 45 to 50 minutos.
10. Corta y sirve la frittata.

Batido Energético De Té Verde

Ingredientes:

2 taza de espinacas congeladas
2 cucharada de semillas de chía
6 cubitos de hielo
2 taza de agua hirviendo
2 bolsa de té verde
1 plátano, cortado y congelado
1/2 de taza de arándanos congelados

Instrucciones:

1. En una taza medidora grande y resistente al calor, vierte el agua hirviendo sobre la bolsa de té verde. Deja reposar al gusto.
2. Mientras el té se empapa, coloca el plátano congelado, los arándanos, las espinacas y las semillas de chía en una licuadora.

3. Deja caer los cubitos de hielo en el té para enfriarlo parcialmente.
4. Vierte el té aún caliente sobre los ingredientes del batido y bate hasta que quede suave, aproximadamente 1-5 minuto.

Quinoa Con Kale

INGREDIENTES

Sal rosada
Especias al gusto
160g de quínoa en seco por ración
2 00 gr KALE
2 puerro
Agua

PREPARACIÓN

1. Ponemos unos 10 00ml de agua a hervir consal, y si queremos una cabeza de ajo.
2. Mientras, limpiamos las hojas de kale y preparamos el puerro a finas rodajas.
3. Una vez empieza a hervir el agua, introducimos el puerro y la quinoa. Aproximadamente se hace en 45 to 50 minutos y debe reposar por 10 más.

4. Ahora introducimos las especias.
5. Cuando le queden pocos minutos de cocción, echamos las hojas de kale, ya que se cuecen enseguida y no queremos quitarle propiedades.
6. Lo dejamos reposar 10 minutos y servirmos.

Fácil Salteado De Verduras Con Salsa De Maní

Ingredientes:

- 4 cucharadas de jugo de lima recién exprimido
- 4 cucharadas de jarabe de arce
- 4 cucharadas de jugo de limón fresco
- 2 cucharada de vinagre de arroz
- 1-5 cc de agua según sea necesario
- 2 cucharada de aceite de sésamo
- 1 cucharadita de jengibre molido
- 2 /8 cucharadita de ajo en polvo 1 taza mantequilla de maní suave sin azúcar
- 6 cucharadas de salsa de soja baja en sodio

- 2 zanahoria mediana, en rodajas finas
- 2 pimiento rojo mediano, en rodajas finas
- 2 c. brócoli
- 4 puñados grandes de espinacas baby frescas
- 12 oz de fideos secos de elección (ver notas)
- 2 cucharada de aceite de cocina de elección
- 6 dientes de ajo, finamente picados
- 4 cucharadas de cebollas verdes en rodajas
- 2 cucharada de jengibre recién rallado
- 1/2 c. repollo rojo rallado
- 8 oz de champiñones crimini , en rodajas
- Guarnación:

- Cilantro, finamente picado
- cebollas verdes, en rodajas
- Semillas de sésamo tostadas o maní triturado

- 2 lima grande, en rodajas

Direcciones:

1. Prepara la salsa de maní: en una olla pequeña a fuego medio-bajo, agrega el aceite de sésamo, el ajo y el jengibre.
2. Cocine hasta que esté fragante, aproximadamente 1-5 minutos.
3. Agregue los ingredientes restantes para la salsa de maní y mezcle hasta que quede uniforme.
4. Permita que la mezcla hierva a fuego lento y luego retírela del fuego y déjela a un lado.
5. Prepare los fideos de acuerdo con las instrucciones del paquete.
6. Una vez que los fideos estén cocidos, escúrralos, enjuáguelos con agua fría, agréguelos nuevamente a la olla y revuélvalos con aproximadamente 2 cucharadita de aceite de sésamo para evitar que se peguen.
7. Mientras tanto, ponga un wok grande a fuego medio.

8. Agregue el aceite de cocina junto con el ajo, las cebollas verdes y el jengibre. Saltee, revolviendo con frecuencia, durante 5-10 minutos o hasta que esté fragante.
9. A continuación, agregue el repollo, los champiñones, las zanahorias, el pimiento y el brócoli.
10. Cocine por 5-10 minutos adicionales.
11. Una vez que las verduras se hayan cocinado, agregue las espinacas, la salsa de maní y los fideos cocidos.
12. Mezcle hasta que todo esté bien combinado y cocine por 1-5 minutos más, o hasta que todo esté bien caliente.
13. Sirva con una guarnición de cilantro, semillas de sésamo verdes y tostadas, además de una rodaja extra de lima a un lado.

Pudín De Chía

Ingredientes:

1 cucharada de extracto de vainilla
1 taza de yogur griego
2 taza de almendra sin azúcar
1 taza de semillas de chía
2 cucharada de jarabe de arce

Procedimiento:

1. Licúa las frutas y el yogur en una licuadora.
2. Poner en un tazón mediano después de mezclar
3. Poner las semillas de chía
4. Agregar el extracto de vainilla
5. Cubra y refrigere por aproximadamente 8 horas.
6. Tu budín de chía está listo

7. Beneficios para la salud de las semillas de chía:

8. Reduce el riesgo de enfermedades del corazón
9. Disminuye la presión arterial
10. Mejora el azúcar en la sangre
11. Soporta huesos fuertes.
12. Rico en antioxidantes
13. Contiene ácidos grasos omega 6 saludables para el corazón.
14. alto en fibra

Brócoli Con Ajo Y Chile

Ingredientes:

- 1/2 cucharadita de sal
- 1/2 cucharadita de copos de chile seco
- Pimienta al gusto
- 2 8 ,2 onzas de brócoli, cortado en ramilletes
- 4 dientes de ajo, cortados en rodajas finas

- 2 cucharada de aceite de oliva

Instrucciones:

1. Pon una olla de agua sobre fuego fuerte.
2. Cuando el agua comience a hervir, agrega el brócoli y cocina hasta que se ponga verde brillante.
3. Escurrir el brócoli en un colador.
4. Coloca una olla a fuego medio.
5. Añade el aceite. Una vez que el aceite esté caliente, agrega el ajo y cocina por unos 60 segundos, revolviendo constantemente.
6. Añade el chile. Añade el brócoli después de 10 to 15 segundos. Mezclar bien.
7. Añade sal y pimienta y mezcla bien.
8. Dividir en 6 platos y servir.

Espárragos Asados

Ingredientes:

4 manojos de espárragos cortados
2   cucharadita de ralladura de limón
Una cucharadita de ajo en polvo
2   cucharada de aceite de oliva virgen extra
Tés/8   cucharadita de sal marina rosa del Himalaya

Direcciones:

1. Precaliente la parrilla a 6 710 grados.
2. Agregue los espárragos recortados a una bandeja para hornear.
3. Rocíe los espárragos con aceite de oliva, ajo en polvo y sal.
4. Ase los espárragos en el horno durante unos 25 to 30 minutos o hasta que estén tiernos.
5. Retirar del horno y sazonar con ralladura de limón fresco.
6. Servir inmediatamente.

Bacalao Al Horno Cubierto De Hierbas

Ingredientes:

12 cucharadas de Relleno sabor Hierbas
4 cucharadas de Miel
4 filetes de bacalao

Direcciones:

1. Precaliente su horno a 6 710 0F.
2. Cubra un molde para hornear ligeramente con aceite en aerosol.
3. Ponga el relleno con sabor a hierbas en una bolsa y cierre.
4. Aplasta el relleno hasta que se desmorone.
5. Cubrir el bacalao con miel y luego echarlos en la bolsa de relleno cubriendo por completo.
6. Transfiera el bacalao a la bandeja para hornear y repita el proceso para el segundo pescado.
7. Envuelva los filetes con papel de aluminio y hornee hasta que estén firmes, unos diez minutos.
8. Servir inmediatamente.

Yogur Del Desayuno Con Los Brotes

De Espelta

ingredientes

2 cucharadaPasas, remojadas
alguna cosaEl agua para el remojo
2 Msp.vainilla en polvo
2 m. -Grandemanzana
140 gBrotes 2 10 0 gyogur natural o
yogur de soja natural

Preparación

1. Escurrir las pasas remojadas. Rallar la manzana con la cáscara y mezclar con los otros ingredientes.
2. coles de espelta son fáciles de cultivar granos de espelta orgánicos.
3. Remojar el centeno durante 1-2 horas y luego germinar durante 6 - 8 días.

4. Enjuague los gérmenes dos veces al día. Yo prefiero usar gafas de germinación para la germinación.
5. coles de espelta sabor ligeramente dulce y tienen un poco de un bocado.
6. Además, espelta es rico en vitamina B6 potasio y magnesio.

Berenjenas Chinas

ingredientes

- 2 cucharada sambal oelek
- 2 cucharadita de azúcar
- 4 cucharadas de salsa de soja
- 1-5 cucharadas de vinagre de arroz
- El aceite de sésamo para sazonar
- 4 berenjenas
- aceite de cacahuete o un neutral para freír
- 1-5 dientes de ajo
- 2 pieza de grueso trozo de jengibre
- 4 cebolletas

Preparación

1. Pelar la garlic y jengibre and picar muy finamente.
2. Limpiar las cebolletas, cortar la raíz y el oscuro y seco verde y picar finamente.
3. Para la salsa, mezclar la salsa de soja, azúcar, vinagre de arroz y Sambal Oelek con un poco de aceite de sésamo.
4. Lavar, secar y cortar en dados las berenjenas y saltear en aceite muy caliente hasta que tengan un color marrón agradable en todos los lados.
5. Sacar de la sartén y mezclar con la salsa.
6. Añadir la cebolla ajo, jengibre y al resto de aceite y freír suavemente.
7. Cuando un delicioso aroma se desarrolla, añadir las berenjenas y salsa a la sartén, mezclar bien y freír durante unos minutos.
8. Un buen plato de acompañamiento al arroz.
9. O simplemente por el estilo.

Panqueques Clásicos De Banana Y Almendras

Ingredientes:

1/2 taza de harina de coco
4 bananas peladas y machacadas
2 cucharadita de extracto puro de vainilla
2 cucharada de aceite de coco
2 cucharadita de bicarbonato de sodio
6 huevos batidos
1 taza de harina de almendras

Modo de Preparación:

1. En un tazón mezcla las harinas y el bicarbonato de sodio hasta que estén bien mezclados.
2. Haz un espacio en el centro y agrega los plátanos, los huevos y la vainilla. Remueve la mezcla nuevamente.
3. En una sartén calienta en la estufa 1/2 de aceite a fuego medio.
4. Vierte 1/2 de taza de masa y extiende uniformemente.
5. Cocina durante unos 5-10 minutos, hasta que se formen burbujas en la superficie.
6. Da la vuelta y cocina por unos 1-5 minutos más.
7. Repite con la masa restante. Sírvelo rociado de sirope de arce.

Tostadas Veganas De Chorizo

Ingredientes:

- 1 cucharadita de sal
- 20 conchas de tostadas de maíz
- 2 c. frijoles refritos
- 2 aguacate en rodajas
- Crema mexicana 8 c. de coles de bruselas ralladas
- 4 cucharadas de aceite vegetal
- 4 cucharadas de chile en polvo chile en polvo seco molido
- 2 cucharadita de ajo en polvo
- 1 cucharadita de comino molido
- 1/2 cucharadita de pimienta fresca
- 1/7 cucharadita de canela molida
- Una pizca de clavo molido
- 1 cucharadita de vinagre de sidra de manzana

Direcciones:

1. En una sartén a fuego medio agrega el aceite y las coles de Bruselas ralladas.
2. Déjalos hasta que estén suaves, como 5-10 minutos.
3. Añadir todas las especies y mezclar bien.
4. Deja todo por 10 minutos más o hasta que las coles de Bruselas comiencen a dorarse por los bordes.
5. Tenga cuidado de no quemarlos. Cuando esté listo, retira del fuego y agrega el vinagre.
6. Mezclar y reservar.
7. Para armar las tostadas agregue 1-5 cucharadas de frijoles negros refritos y extiéndalos bien por toda la tostada.
8. Luego agrega tres o cuatro cucharadas del poderoso chorizo vegano, también conocido como las coles de Bruselas con especias mexicanas.

9. Termina cada tostada con rebanadas de aguacate y rocía con crema de anacardos o tofu.